DU GLUTEN

ET

DE SON EMPLOI.

DU GLUTEN

ET

DE SON EMPLOI,

Par A. PEYRAT,

Docteur en Médecine de la Faculté de Paris,
ancien Élève des Hôpitaux.

PARIS.

RIGNOUX, IMPRIMEUR DE LA FACULTÉ DE MÉDECINE,
rue Monsieur-le-Prince, 31.

1854

DU GLUTEN

ET DE SON EMPLOI.

HISTOIRE DU GLUTEN.

Vers le milieu du 18e siècle, Beccaria en Italie, Kessel-Meyer en Allemagne, trouvèrent dans l'application de l'eau froide une nouvelle manière d'analyser la farine de froment, et découvrirent une matière à laquelle ils donnèrent le nom de *matière glutineuse, végéto-animale*.

Plus tard, Rouelle le jeune avait cru trouver cette même substance dans les fécules colorées et spécialement dans ce que l'on nommait la fécule verte des plantes; mais l'expression de fécule, donnée indifféremment à la matière fibreuse contenue dans les sucs des plantes et à l'amidon, ayant porté les chimistes à regarder ce dernier comme une partie du débris des substances solides végétales, il y a lieu de penser que c'était seulement par analogie, et, de plus, par quelques propriétés équivoques, que Rouelle avait pensé que la matière verte contenait du glutineux. Les expériences ultérieures de Fourcroy n'ont point confirmé cette assertion, et rien n'a véritablement prouvé à ce chimiste que le gluten fût un des principes de cette fécule.

Desmarets, observant, dans les papeteries, qu'après le pourrissage des chiffons, et lors de la fusion et du ramollissement de cette substance dans l'eau, il se séparait des flocons épais, solides, indissolubles, de véritable gluten, a établi, d'une manière plus positive, la présence de cette matière dans le tissu végétal. Le travail des blanchisseuses nous montre un phénomène analogue. Les lessives alcalines et les eaux chargées de savon qu'elles emploient pour blanchir le linge, surtout pour le linge fin, lui enlèvent un principe qui se sépare assez abondamment, dans les conduits où elles jettent ces liqueurs pour les engorger, pour boucher les grillages qui en interceptent la continuité, et pour empêcher ces liquides de couler. On trouve sur ces grilles des flocons ou des masses presque solides, un peu molles et ductiles, manifestement précipitées des lessives et enlevées au tissu même du linge. C'est là, en partie, ce qui use peu à peu ce tissu, ce qui l'amincit, et lui fait perdre son poids, sa forme et sa solidité.

La quantité de gluten que l'on peut retirer des plantes est si minime, et d'ailleurs si difficile à extraire, que nous lui donnerons pour siége à peu près exclusif la farine de froment; nous verrons cependant que les autres céréales, telles que l'orge, le seigle, le maïs, en contiennent aussi une certaine proportion. C'est lui qui forme probablement le squelette intérieur des grains qui le renferment, cette espèce de trame dans laquelle sont enchâssés les globules microscopiques de la fécule.

S'il a été donné au siècle dernier d'inscrire dans les annales de la science une nouvelle découverte, il était réservé à nos contemporains une gloire non moins désirable : celle de faire ressortir son utilité. L'hygiène avait déjà fait une belle conquête; car en apprenant à séparer le gluten des céréales, on devait nécessairement perfectionner l'art des amidonniers, si pernicieux pour les villes, qui ont relégué ce genre d'industrie bien loin de leur sein.

Les résultats obtenus par la commission de la gélatine suggérèrent à M. Bouchardat la pensée d'utiliser le gluten et d'en faire du pain. Cette panification, d'abord difficile, trouva dans MM. E. Martin et Durand des hommes habiles et intelligents, qui ont su féconder par leur travail la pensée du savant professeur et arriver à une conclusion très-satisfaisante.

M. Bouchardat, par ses travaux intéressants sur la glucosurie, a donné au gluten une place honorable dans la thérapeutique, qui tend, tous les jours, à étendre ses bienfaits et à lui faire jouer un rôle assez important dans la curation de nombreuses maladies.

Lorsqu'on humecte, dit M. Dumas, avec de l'eau, la farine de blé, de manière à en former une pâte ferme et homogène, et qu'on malaxe ensuite cette dernière sous un mince filet d'eau, il reste entre les mains de l'opérateur, lorsque celle-ci passe tout à fait claire, une substance d'un blanc grisâtre, élastique, tenace, d'une odeur fade, spermatique, à laquelle les anciens chimistes ont donné le nom de *gluten*. Sa propriété élastique est celle qui caractérise cette substance de la façon la plus singulière. Quand on l'allonge avec la main, elle s'aplatit et s'amincit en s'étendant ; elle prend la forme et l'apparence d'une peau blanche, brillante et satinée, comme les aponévroses ou les membranes animales. On lui reconnaît alors un tissu fibreux, dont les filets semblent entrelacés et croisés les uns dans les autres. La forte adhérence qu'il contracte avec beaucoup de corps est encore un de ses caractères les plus prononcés.

Lorsqu'on veut le détacher d'une substance quelconque sur laquelle il est déposé, il s'étend en filaments séparés les uns des autres, et qui imitent les tissus feutrés. Son seul aspect suffit pour le rapprocher des substances animales, avec lesquelles on lui reconnaît promptement une analogie frappante ; elle devient cassante par la dessiccation et ressemble alors à de la colle forte.

Étudié au point de vue chimique, le gluten doit être rangé au nombre des substances albuminoïdes. On peut le considérer comme formé de glutine, de caséine végétale, de fibrine végétale, et d'une certaine quantité de matière grasse. C'est principalement à la fibrine que sont dues ces propriétés nutritives dont nous parlerons plus tard ; et, substance azotée, comme les matières animales, elle jouera un rôle tout à fait semblable dans l'alimentation. Je ne veux pas ici faire son histoire chimique tout entière; ce court aperçu de sa composition suffira, je l'espère, à rendre plus facile l'intelligenee de ce que j'exposerai plus loin sur ses propriétés nutritives. J'indiquerai cependant, en l'empruntant à M. Dumas, le procédé fort simple à l'aide duquel il est parvenu à le décomposer. On fait, dit ce chimiste, bouillir le gluten brut, d'abord avec l'alcool concentré, puis avec l'alcool affaibli. On obtient alors un résidu grisâtre que je désignerai sous le nom de *fibrine végétale*. Les liqueurs alcooliques, abandonnées au refroidissement, laissent déposer une substance floconneuse, qui possède un grand nombre des propriétés par lesquelles on caractérise la *caséine*. Enfin, si l'on concentre les liqueurs alcooliques jusqu'en consistance sirupeuse, et qu'on y ajoute de l'eau, il se précipite une substance pultacée qui offre les propriétés des matières albumineuses, mais qui, par la spécialité de quelques-uns de ses caractères, mérite un nom particulier; nous lui donnerons celui de *glutine*. Il se précipite avec la glutine une *matière grasse* qu'on peut facilement extraire au moyen de l'éther, et qui offre toutes les propriétés des huiles grasses, ou mieux des matières butyreuses, dont elle se rapproche par son point de fusion.

Tous les blés ne contiennent pas une égale quantité de gluten; elle varie avec le pays, le terrain, les engrais, et la température moyenne de l'année dans laquelle ils ont été récoltés. Il serait facile de se convaincre, par la lecture de l'analyse de quatorze qualités de blés faite par M. Péligot (*Annales de chimie et de physique,* t. 29), que le blé contient d'autant plus de gluten, que le pays dans lequel il a été récolté joint à une température élevée et sèche un sol d'ailleurs plus fertile.

Les analyses faites par M. Dumas ne sont pas entièrement conformes à celles que j'ai empruntées à M. Péligot. D'après ce chimiste, il y a une différence entre les quantités de gluten contenu dans les farines des blés d'Odessa et entre celle des blés de notre pays. Cette différence, qui s'élève presqu'à un tiers en plus, est en faveur des premiers; tandis que, pour M. Péligot, le mitadin du Midi a une assez grande supériorité en gluten sur le blé d'Odessa. Peut-être M. Dumas n'a-t-il pris pour terme de comparaison que les blés récoltés dans le centre et le nord de la France, bien moins riches en matières azotées que dans le Midi. En prenant la moyenne des quantités de gluten obtenues par l'analyse des quatorze espèces de froment, on voit que cette substance y entre, à l'état sec, dans la proportion de 12,50 pour 100.

Le seigle est, après le blé, une des céréales dont on fait le plus fréquemment usage, et qui, dans quelques pays, constitue, pour la majeure partie, la pâte du pain de la classe pauvre, et que la classe plus aisée fait entrer, quelquefois par goût, dans le pain. Sa farine, d'après M. Dumas, renferme 9,5 pour 100 de gluten; c'est une moyenne qui égale celle des blés de qualité inférieure, et qui est au-dessous de celle des blés dont on se sert ordinairement en France. Le gluten de seigle est pauvre en fibrine, il n'est pas aussi cohérent, et n'offre pas cette consistance plastique qui caractérise celui du froment; ainsi, il n'est pas possible de l'extraire de la farine en le malaxant en pâte sous un filet d'eau, il échappe des mains en petits fragments semblables à de la bouillie; si on veut le retirer en entier et ne rien perdre, il faut absolument saccharifier la fécule au moyen de l'acide sulfurique. C'est à cette diffluence du gluten que doit être attribuée la compacité du pain fait avec la farine de seigle et de quelques autres céréales; il possède à un très-faible degré cette propriété élastique qui constitue, par son expansion, les glutens de qualité supérieure, et qui contribue essentiellement à la belle panification de la farine de froment.

Le sarrazin, dont l'usage est beaucoup moins répandu, tant a cause de son goût âpre et aride que par sa lourdeur après l'avoir mangé, renferme du gluten en assez grande abondance; cette quantité, qui a été évaluée à 10 pour 100 environ, lui donne, au point de vue de l'alimentation, quelque supériorité sur le seigle, mais qui est bien réduite par ses caractères physiques; aussi n'est-ce que dans les montagnes les plus pauvres que les malheureux habitants en font usage, à l'exclusion presque tout entière du pain de froment, que la plupart ne connaissent que de nom. Cette nourriture presque exclusive ne les rend pas moins robustes et forts, ce que peut sans doute expliquer la quantité de matière azotée qui entre dans sa composition.

Le maïs, quoique d'un usage peut-être plus général que le sarrazin et le seigle, surtout dans les provinces du midi de la France, contient moins de substance nutritive, moins de fibrine ; mais c'est un aliment plus agréable au goût, plus léger, d'une digestion plus facile, et qui donne à ceux qui en mangent, par la grande quantité d'huile et de matières grasses qui entrent dans sa composition, un embonpoint assez considérable, de la graisse en assez grande abondance pour subvenir aux besoins de l'hématose, qu'augmentent encore les travaux pénibles auxquels ils sont soumis par une température souvent très-élevée.

On pourrait encore parler d'autres espèces de gluten que l'on trouve dans le riz et les légumineuses : ces dernières, outre la grande quantité de matières azotées qu'elles contiennent, renferment aussi, comme la majeure partie des crucifères, du soufre en abondance ; cela nous explique la propriété qu'elles ont toutes de donner, par leur décomposition spontanée, du gaz hydrogène sulfuré.

Les études faites sur les farines, sur le gluten qu'elles contiennent, ont fait admettre en principe : 1° que les farines doivent leurs bonnes qualités aux proportions plus ou moins grandes de gluten qu'elles contiennent, en admettant que ce gluten n'a pas subi d'altération ; 2° que le pain préparé avec des farines contenant du gluten en grande quantité est plus nutritif que celui qui serait préparé avec des farines qui en contiendraient moins ; 3° que la farine est d'autant plus apte à la panification qu'elle renferme un gluten plus ferme, plus élastique et plus dilatable.

Voyons donc comment on peut arriver à reconnaître la quantité et la qualité du gluten dans une farine donnée.

M. Boland, dans ses expériences propres à reconnaître le rendement de diverses farines, nous a donné un procédé qui permet d'examiner facilement et sûrement et sa proportion et ses qualités principales, ce qui lui donne un grand intérêt.

On pèse exactement 50 grammes de chacune des farines que l'on place dans une capsule; on verse dans le milieu du tas de farine environ 20 centimètres cubes ou 20 grammes d'eau; on délaye avec une cuiller ou une spatule, de façon à faire absorber par la pâte toute la farine, et à obtenir ainsi une masse plastique bien consistante; on la pétrit entre les doigts pendant deux minutes, puis on laisse l'hydratation s'achever en repos pendant quinze minutes en été, et une heure en hiver; alors, ayant immergé dans 5 ou 6 litres d'eau froide un tamis métallique fin, on plonge un instant la pâte avec précaution et à diverses reprises, lentement d'abord, puis graduellement plus vite; on parvient ainsi, avec un peu d'habitude, à dégager dans l'eau la plus grande partie de l'amidon et des matières solubles, tandis que les particules adhérentes du gluten restent agglomérées dans la masse souple, élastique, tenue dans la main; on examine, en levant le tamis, s'il ne s'est pas échappé quelques lambeaux de gluten qu'on puisse réunir à la masse, et l'on achève le lavage de celle-ci en la malaxant fortement durant dix minutes sous un courant d'eau froide.

Le gluten obtenu est fortement pressé, puis essuyé légèrement; on le pèse; alors on va le porter au four, où il se dessèche promptement, et, avant qu'il se colore, on le retire pour en prendre aussitôt le poids. On trouve donc ainsi la proportion du gluten humide et du gluten sec, qui se contrôlent mutuellement. On conçoit que l'addition de 10 à 15 parties de fécule pour 100 pourrait être indiquée par ce procédé, car elle diminuerait dans le même rapport la quantité de gluten.

Mais la nature du gluten peut, dans tous les cas, fournir d'utiles indications sur la qualité de la farine; plus il est souple, élastique, tenace, extensible, homogène, exempt de mauvaise odeur et de coloration brune, plus il se soulève par sa dessiccation rapide au four, et plus il est probable que la farine dont il provient est de bonne qualité.

C'est qu'effectivement plusieurs altérations de blés et de farines, notamment celles qui ont lieu par suite de la germination dans les gerbes, de la fermentation du grain humide ou de celle de la farine elle-même, changent les caractères du gluten, sans que sa composition chimique soit altérée, ou à peine; il est devenu moins élastique, en partie soluble; il se soulève alors moins bien par le dégagement de la vapeur; sa couleur est ou paraît plus brune, son odeur est souvent désagréable.

Dans les farines avariées, le gluten a pu disparaître, et se trouve remplacé par des sels ammoniacaux; alors la chaux en dégage de l'ammoniaque à froid. Dans un état d'altération moins avancé, il est seulement dépourvu d'élasticité; sa mollesse est plus ou moins grande.

M. Boland a donné un très-ingénieux procédé pour constater la qualité la plus importante du gluten, c'est-à-dire son développement par la chaleur : il consiste à placer cette substance au fond d'un tube de cuivre; au-dessus d'elle, repose un cylindre gradué, espèce de curseur mobile, qui est soulevé par le développement de la matière à essayer. Le nombre en chiffres qui paraît au-dessus du tube, après avoir chauffé, indique exactement le nombre de degrés dont s'est développé le gluten. Pour faire usage de cet instrument, il faut le placer dans un four, ou, à défaut de celui-ci, dans un bain d'huile à 140°.

Dans ses nombreux essais, M. Boland a constamment placé 7 grammes de gluten frais dans son aleuromètre, qu'il exposait, au moyen d'un bain d'huile, à une température de 140°. Le gluten qui, par son développement, n'a fait monter le curseur que de 25°, est considéré comme de mauvaise qualité, et la farine qui l'a fourni comme impropre à la panification. Le 35ᵉ degré est pour lui un terme moyen, et le 50ᵉ un maximum qu'atteignent seulement les glutens de qualité très-supérieure.

De nombreuses circonstances influent sur la dilatabilité du gluten ; nous avons vu que celui que l'on retirait des blés qui avaient
subi un commencement de germination, ou qui avaient été éprouvé
par l'humidité , était bien moins extensible : c'est, en effet, ce qu'il
est facile de constater à l'aide de cet instrument.

Le cylindre de gluten desséché se présente sous une forme moins
régulière que celui qui est parfaitement sain ; il est racorni , ridé ,
ratatiné , et paraît avoir subi un retrait intérieur, qui a engendré
les inégalités que l'on voit à sa surface. Il est des blés , comme
les blés frais , les blés tendres , qui renferment un assez grande
quantité d'humidité ; mais elle est normale : elle a été absorbée par
la plante qui les fournit, et ne produit pas dans l'aleuromètre les
modifications précédentes. Leur teneur en gluten est assez considérable ; il est de fort bonne qualité, et se développe abondamment.
Les blés durs , très-riches aussi en matières azotées , donnent au
contraire un gluten moins dilatable.

Une farine peut être fort riche en gluten, et, si on jugeait de sa
bonté d'après sa richesse , on devrait la regarder comme excellente
pour la panification. L'instrument de M. Boland permet de constater que fréquemment son gluten se développe très-peu, qu'il
est plus massif et plus compacte ; cela provient des modifications
que la mouture a fait subir à la farine employée. Il y a des mou-
lins qui donnent une farine excessivement fine et belle ; mais , dans
ce raffinage excessif, le gluten ne peut se soustraire à son influence
toute mécanique. Il est désagrégé ; ses fibres sont divisées, coupées,
et sa force d'expansabilité lui est ainsi enlevée. On peut se faire
une juste idée du rôle important que l'étude du gluten doit jouer
dans la boulangerie, et, comme c'est lui qui donne au pain son développement et les qualités qui le font rechercher par le consom-
mateur, on ne devrait jamais panifier sans avoir au préalable soumis
les farines à une exacte vérification.

Extraction du gluten en grand.

Dans ce qui précède, on a vu comment on pouvait se procurer du gluten en petite quantité; mais ces moyens étant insuffisants, et d'ailleurs impraticables, pour subvenir aux besoins de l'industrie et fournir à la consommation, on a dû en chercher d'autres qui permettent d'opérer sur des masses de farine plus considérables. M. E. Martin y est arrivé par un nouveau procédé, qui consiste à faire une pâte de la matière dont on veut extraire le gluten, et à soumettre cette pâte à un lavage continu sur un tamis en toile métallique n° 120 : on obtient, d'une part, dans le liquide, l'amidon suspendu et la matière sucrée dissoute; de l'autre, sur le tamis, le gluten sans altération, si l'on opère sur de la farine de froment de bonne qualité.

La pâte se fait de la même manière que pour la confection du pain, mais on la tient un peu plus ferme : on emploie 40 d'eau pour 100 de farine employée; on laisse reposer la pâte pendant une demi-heure en été, et une heure ou deux en hiver, avant de laver, afin de bien hydrater le gluten.

La pâte faite avec les farines les plus belles peut être lavée vingt minutes après sa confection en été; les farines très-grossières exigent un temps plus long, et qui peut varier de deux à six heures.

Le lavage de la pâte se fait sur une cuve à eau convenablement disposée et proportionnée au nombre de laveurs qu'on veut employer; au-dessus d'elle est placé un tamis métallique n° 120, doublé, pour plus de solidité, d'une toile n° 15, et ayant des rebords de 25 centimètres à peu près. Au-dessus du tamis, un tube percé de trous injecte de nombreux filets d'eau très-fins sur presque toute la surface; un robinet, qui alimente ce tuyau, règle à volonté l'écoulement.

Pour commencer l'opération, on remplit la cuve d'eau claire, fraîche en été, autant que possible. Le laveur ou la laveuse, car une femme peut aussi faire ce travail, prend un morceau de pâte, de 5 kilogr. environ, et le présente sous le tube ; ensuite, le posant sur le tamis, il le malaxe avec les deux mains, d'abord doucement, puis, à mesure que le gluten se forme en filaments, avec plus de vivacité, jusqu'à ce que l'eau cesse de s'écouler blanchâtre. Si la matière première employée n'est pas assez riche pour former une pâte liée qui résiste à la gerbe d'eau et à la malaxation, tel est le cas avec les reboulets et les sons gras, aussitôt qu'elle est délayée sur le tamis, l'ouvrier prend une brosse molle, et la promène de manière à faire passer l'eau à mesure qu'elle arrive. L'opération faite, il ferme le robinet, fait égoutter la matière en la pressant légèrement avec la main, la jette dans un baquet, et recommence une nouvelle opération.

Le gluten frais obtenu par le lavage de la pâte forme ordinairement un peu plus du quart de la farine employée ; cette proportion varie, du reste, suivant la nature des céréales. Dans les blés du midi de la France, elle est un peu plus forte ; dans ceux de Sicile et de Barbarie, elle s'élève souvent à un tiers.

Ce gluten a besoin d'être nettoyé par un lavage qui lui enlève le petit son et quelques impuretés ; séché, il perd les trois cinquièmes de son poids, et on ne peut guère l'employer à la panification qu'à l'état frais.

Le gluten ainsi préparé a été utilisé de diverses manières, et les modifications qu'on lui a fait subir dans ses nombreuses transformations méritent d'être étudiées comme un des points les plus importants de son histoire.

Panification du gluten. C'est à M. le professeur Bouchardat que revient l'honneur d'avoir eu, le premier, l'idée de panifier le gluten. Voici en quels termes il l'exposait à l'Académie des sciences le 16 novembre 1841 : « Éclairé, par les expériences si intéressantes de la commission dite de la gélatine, sur les propriétés éminemment nutritives du gluten, je pensai immédiatement à faire préparer avec ce principe un aliment susceptible de remplacer le pain. C'est le problème, précisément inverse à celui que nous avons cherché à résoudre, il y a bientôt vingt ans, dans un mémoire que nous avons publié, M. le duc de Luynes et moi. Nous voulions jadis faire entrer la plus grande quantité possible de fécule dans le pain ; je désirais aujourd'hui en obtenir un contenant la moindre proportion possible de ce produit. La difficulté de la préparation du gluten pour un usage de tous les jours était un obstacle à la réalisation de mes projets, lorsque je pensai que la Société d'encouragement et l'Académie des sciences avaient accordé une récompense à M. E. Martin pour avoir isolé le gluten dans la préparation de l'amidon. Je m'adressai à ce fabricant distingué. Il s'empressa de me faire préparer du pain de gluten ; mais, quoi qu'on pût faire, l'addition d'un cinquième de farine fut toujours nécessaire. On peut obtenir ainsi un pain très-léger et d'une saveur agréable. Ce n'est point encore là un résultat radical, car notre pain contient encore environ un sixième d'amidon ; mais c'est une grande amélioration, car 200 grammes de ce pain, avec une bonne nourriture animale, peuvent suffire, et la proportion de fécule ingérée dans un jour se trouve réduite à 35 grammes environ, ce qui, en définitive, est fort peu de chose, et ce qui rend l'alimentation des diabétiques extrêmement facile. »

A la fin de 1841, M. Payen parla à son cours du pain de M. Bouchardat, et en montra à ses auditeurs. Parmi eux se trouvait un homme doué d'une rare intelligence et d'une grande activité, M. Robine, syndic de la boulangerie de Paris, qui appliqua tous ses soins à cette industrie nouvelle, et qui, depuis ce temps, en a fabriqué en quantité.

Pour préparer le pain de gluten, il faut, celui-ci étant obtenu comme précédemment, l'employer le plus frais possible ; quand il a plusieurs heures de préparation, il commence à s'altérer et se panifie mal. On l'égoutte ; on le mêle ensuite, en malaxant longuement et continuellement, avec un cinquième de farine d'excellente qualité, une quantité de sel convenable, et un peu de levain. on laisse fermenter ; quand la pâte est bien levée, on l'introduit dans un four modérément chauffé, et on laisse un temps suffisant pour chasser le plus d'humidité possible. On obtient ainsi un pain très-léger, un peu élastique, d'une odeur et d'une saveur assez agréables, et qui ressemble plus aux échaudés qu'à tout autre aliment. Suivant le goût des malades, on peut ajouter à la pâte de ce pain du beurre, des œufs, de la crème, du fromage, etc.

Une très-petite quantité de gluten ainsi panifié occupait, par son boursouflement, un volume très-considérable qui en rendait la circulation difficile ; aussi MM. Bouchardat et Martin ont eu l'idée de rechercher des moyens plus convenables, de préparer une farine à l'aide de laquelle il fût aisé de faire en tout lieu du pain de gluten ou des échaudés à l'usage des glucosuriques.

Il suffisait, pour atteindre ce but, d'incorporer de la farine bien sèche dans le gluten brut, de dessécher, de pulvériser ce mélange, puis de recommencer plusieurs fois la même opération, en substituant à la farine ordinaire cette farine, successivement plus riche en gluten ; celui-ci se dessèche sans altération, et la farine obtenue est d'une belle apparence et d'un bon goût. Mais dans son application, elle présente une difficulté inattendue. Mouillée avec l'eau, elle s'agglutine aussi fortement que le gluten brut, et les opérations de la panification sont rendues plus difficiles. Pour parer à cet inconvénient, M. Martin a eu la pensée d'en granuler une partie et de la torréfier très-légèrement. Voici comment on exécute la panification. On prend 4 parties de farine de gluten, 1 partie de bonne bière exempte de fécule ; on malaxe fortement et longuement en ajoutant la proportion d'eau convenable ; on laisse fermenter pendant huit à douze heures à la température de 15 à 20°; on prend ce levain, on le malaxe avec 12 parties de nouvelle farine de gluten, et à l'aide de suffisante quantité d'eau et d'une malaxation très-longue, on obtient une pâte d'une bonne consistance, à laquelle il suffit d'ajouter du sel en suffisante quantité pour relever la saveur

3

du pain. On laisse fermenter de huit à douze heures. On fait cuire le pain soit dans un four ordinaire, soit simplement sur une plaque de tôle chauffée en dessous à l'aide de charbon, et en dessus à l'aide d'un four de campagne.

C'était un progrès bien évident que d'avoir amené la panification du gluten à ce résultat ; mais il restait encore des inconvénients qui devaient rendre l'usage de cet aliment difficile pour les malades.

Le pain de gluten, que certains boulangers de Paris fabriquent encore avec la farine préparée par M. Martin, se vend sous la forme des petits pains ordinaires ; il ne se conserve pas longtemps sans durcir très-vite, et se moisit, si on n'a le soin de le tenir dans des lieux excessivement secs. Le goût assez peu agréable qu'il possède en rend la consommation prolongée très-pénible.

Un habile et intelligent boulanger de Toulouse devait faire passer l'art de la panification par de nouvelles phases, pour arriver à un véritable progrès. Le gluten panifié de M. Durand, qui a su lui donner une forme qui en rend la circulation facile, et un goût agréable dans certaines conditions, est pour lui un véritable titre de gloire, et, de la part des personnes qui font de cet aliment un usage obligé, un vrai motif de reconnaissance.

Des récompenses nombreuses, un brevet d'invention, l'honneur qu'a obtenu son produit de figurer à l'exposition universelle, où une médaille lui a été accordée, la prise en considération de l'Académie de médecine, qui vient de nommer une commission pour expérimenter ce pain dans les hôpitaux, sont des titres suffisants pour lui reconnaître une véritable supériorité sur ce qui avait été fait jusqu'à ce jour. Pour être plus fidèle dans l'exposé des modifications qu'a subies le pain du boulanger de Toulouse, je vais extraire le passage suivant d'un rapport fait à la Société de médecine de cette ville en 1852.

« Déjà, en 1844, le boulanger de Toulouse avait tenté de nombreuses expériences pour produire le pain qui nous occupe : ses efforts ne furent point sans résultat. Une mention honorable lui fut accordée à l'exposition de 1845. Il comprenait lui-même que son produit exigerait encore des améliorations. Il soumit de nouveau le fruit de ses recherches à l'exposition de 1850; il reçut un nouveau témoignage de satisfaction par la médaille de bronze qui lui fut décernée.

« Le pain qui fait le sujet de notre examen présente l'aspect du pain parfaitement travaillé : il a une légèreté excessive et un goût assez agréable. Il est un peu élastique lorsqu'il vient d'être fait; il durcit au bout de quelques heures. Il suffit de le *chauffer* lorsqu'on veut le manger; il devient alors plus friable sous la dent, et se prête plus facilement à la mastication. Il peut se *conserver sans altération.*

« Il était important, pour vos commissaires, de s'assurer du titre de ce pain, c'est-à-dire connaître les quantités de farine mélangée. Aucun moyen, pour y parvenir, n'a paru préférable à celui d'assister à sa panification.

« M. Durand s'est aussitôt empressé de répondre aux désirs de la commission en se mettant à sa disposition. Il a été constaté par elle que 20 parties de farine de froment, ajoutées à 100 parties de gluten humide, constituent la pâte qui a servi à faire le pain que vous aviez été à même de remarquer dans les échantillons qui ont été remis à la Société. Cette épreuve nous a permis aussi de reconnaître les efforts et les tentatives nombreuses auxquels le boulanger de Toulouse a dû se livrer avant de parvenir au résultat dont il vient de vous rendre juges. Les moyens ordinaires de fabrication n'ont pas satisfait M. Durand, et nous nous sommes convaincus, par l'expérience à laquelle nous avons assisté, que les modes dont il dispose aujourd'hui, pour confectionner son pain de gluten, n'ont jamais été publiés. La Société appréciera la discrétion de ses commissaires relative aux procédés de M. Durand; il est juste de réserver à leur auteur le prix d'un travail qu'il doit à ses essais laborieux et intelligents. Bien que le monopole lui soit assuré par un brevet d'invention, la contrefaçon ne tarderait point à venir inquiéter celui que dix années de persévérance n'ont point rebuté. »

Depuis cette époque , M. Durand a encore élaboré la panification du gluten , et est parvenu à faire un pain qui ne contient plus que 1 de fécule pour 100 de gluten. Ce résultat , précieux pour les glucosuriques, auxquels les féculents sont entièrement défendus , n'a d'autre inconvénient que de rendre ce pain plus âpre, plus aride à la manducation, que celui qui contient 20 pour 100 de fécule. Mais nous ne désespérons pas de voir l'habile boulanger modifier son produit en lui donnant, par l'adjonction de quelque autre substance, un goût qui ne permettra plus de lui rien reprocher.

On vend encore dans le commerce un produit glutineux connu sous le nom de gluten granulé. C'est aux MM. Véron de Poitiers qu'est due cette nouvelle industrie. Ne pouvant écouler la grande quantité de gluten qu'ils obtenaient dans la fabrication de l'amidon par le procédé Martin, les MM. Véron furent amenés à grannuler et à dessécher le gluten pour le rendre propre à être employé à la confection des potages alimentaires. Voici quel est le mode suivi par ces fabricants : Le gluten est extrait d'après les procédés de M. E. Martin ; on l'étire étant encore tout frais dans de la farine employée à poids égal , et de façon à utiliser sa ductilité pour le convertir en lanières qui sont séparées les unes des autres par la farine interposée. Lorsque le gluten est arrivé à ce point , on le porte dans une sorte de pétrin, où la division s'achève mécaniquement entre deux cylindres concentriques , tournant dans le même sens , mais animés de vitesses très-différentes , et dont le plus petit, qui tourne rapidement , est armé d'un grand nombre de chevilles saillantes. Le produit résultant de cette trituration se présente sous la forme de granules oblongs de gluten renfermant de la farine interposée ; on dessèche ces granules dans une étuve, à courant d'air, chauffée de 40 à 50°. Cette étuve est garnie de tiroirs qui, pouvant être retirés et mis en place , facilitent la mise à l'étuve du gluten humide, et permettent de l'en retirer avec facilité lorsqu'il est sec.

M. Payen, qui s'est occupé du gluten granulé, rend le compte suivant de sa composition : On prend 100 kilogr. de gluten frais, contenant 38 parties de gluten sec; on divise ces 100 kilogr. de gluten par 200 kilogr. de farine, contenant 24 parties de gluten sec. Il résulte de ce mélange 300 kilogr. d'un produit qui se réduit, par la dessiccation, à 228 kilogr. d'un gluten granulé, renfermant 27,2 de gluten sec ; ce qui est plus du double de la quantité de ce principe contenu dans la farine employée.

Le gluten granulé s'hydrate dans l'espace de trois minutes dans un liquide à 100°. On peut, en le mêlant au bouillon, au lait dans la proportion de 45 à 50 grammes pour 1 litre de liquide, faisant bouillir, pendant quelques minutes, obtenir un potage très-agréable au goût, et qui ne détruit pas, comme le font quelques pâtes, la saveur aromatique du bouillon. Des personnes digérant difficilement ont fait usage de potages préparés avec du gluten granulé, et se sont bien trouvées de cette nourriture.

M. Durand a eu encore la pensée de composer une sorte de semoule, qu'il appelle *semoule de pain de gluten*, à cause de son origine, excellente à préparer les potages, s'accommodant avec toute espèce de bouillon, et pouvant remplacer le vermicelle ou autre pâte. La semoule de gluten, préparée au lait ou seulement à l'eau sucrée, constitue un aliment très-agréable et très-nourrissant pour les enfants débiles, et dont on obtient chaque jour de très-bons effets. Cette semoule deviendra un complément du régime azoté pour les diabétiques.

Enfin une dernière forme dans l'application du gluten à l'alimentation vient de lui être donnée encore par M. Durand. Ce boulanger a eu la pensée de mêler à la pâte de cacao, destinée à faire du chocolat, de la semoule de gluten très-finement pulvérisée. Ce chocolat est aussi beau et aussi bon que celui dont on fait ordinairement usage ; il a de plus la propriété de former, sous le même volume, un aliment plus nutritif, et peut fournir aux diabétiques aisés un moyen de faire diversion à l'usage, quelquefois incommode, du pain de gluten. Ce chocolat, fabriqué sans sucre, est encore pour ces malades d'une vertu plus précieuse. Les convalescents, les valétudinaires, qui ont besoin d'un aliment qui les soutienne et reconstitue leurs forces, sans fatiguer leurs organes digestifs, ne peuvent trouver d'association plus heureuse que celle qui existe dans le chocolat au gluten.

PHYSIOLOGIE DU GLUTEN,

son rôle dans l'alimentation des carnivores.

Je ne saurais mieux faire ressortir les propriétés nutritives du gluten, qu'en transcrivant les conclusions du rapport de M. Magendie à l'Académie des sciences, au nom de la commission dite de la gélatine :

« 1° On ne peut, dit ce professeur, par aucun procédé connu, extraire des os un aliment qui, seul ou mêlé à d'autres substances, puisse tenir lieu de la viande elle-même.

« 2° La gélatine, la fibrine, l'albumine, prises isolément, n'alimentent les animaux que pour un temps très-limité et d'une manière fort incomplète. En général ces substances excitent bientôt un dégoût insurmontable, au point que ces animaux préfèrent se laisser mourir plutôt que d'y toucher.

« 3° Ces mêmes principes immédiats, artificiellement réunis, et rendus d'une agréable sapidité par l'assaisonnement, sont acceptés avec plus de résignation et plus longtemps que s'ils étaient isolés ; mais, en définitive, ils n'ont pas une meilleure influence sur la nutrition, car les animaux qui en mangent, même à des doses considérables, finissent par mourir avec tous les signes d'une inanition complète.

« 4° La chair musculaire dans laquelle la gélatine, l'albumine et la fibrine, sont réunies selon les lois de la matière organique, et où elles sont associées à d'autres matières, comme la graisse, le sel, etc., suffit même, en très-petite quantité, à une nutrition complète et prolongée.

« 5° Le gluten, tel qu'on l'extrait de la farine de froment ou de maïs, satisfait à lui seul à une nutrition complète et prolongée.

« 6° Les corps gras, pris pour unique aliment, soutiennent la vie pendant quelque temps, mais ils donnent lieu à une nutrition imparfaite et désordonnée où la graisse s'accumule dans tous les tissus, tantôt à l'état d'oléine et de stéarine, tantôt à l'état de stéarine presque pure. »

Comme on le voit, les nombreuses expériences de la commission de la gélatine ont eu un double enseignement. Elles nous ont appris que les aliments simples ou combinés artificiellement étaient incapables d'entretenir la vie des animaux qui s'en nourrissent pendant un temps assez long, et que le gluten, auquel on était loin de soupçonner cette précieuse qualité, avait le privilége d'être un aliment complet. Voici comment M. Magendie expose, dans son rapport, les résultats obtenus en nourrissant des chiens avec cette substance :

« Après ces essais fort incomplets sur les qualités nutritives des principes immédiats tirés des animaux, nous voulûmes faire quelques études sur les mêmes principes tirés des végétaux, et examiner particulièrement les propriétés alimentaires du gluten et de la fécule.

« Le gluten séparé soit de la farine de froment, soit de la farine de maïs, nous offrit un phénomène que nous n'avions pas observé en expérimentant avec des principes immédiats organiques, qui tous excitent plus ou moins de répugnance chez les animaux obligés de s'en nourrir ou tout au moins d'en manger. Le gluten, bien que son odeur soit fade et quelque peu nauséabonde, bien que sa saveur n'ait rien d'agréable, fut pris sans difficulté dès le premier jour, et les animaux ont continué d'en faire usage, sans aucun dégoût, pen-

dant trois mois, sans aucune interruption. La dose était de 120 à
150 grammes par jour, et les animaux conservaient tous les caractères d'une excellente santé. Ce fait nous a d'autant plus frappés,
qu'il est en opposition avec la règle qui semble résulter des faits
très-nombreux précédemment exposés, savoir : qu'une substance
alimentaire, surtout si c'est un principe immédiat isolé, n'est point
apte à entretenir la vie au delà d'un temps qui n'est jamais très-
long.

« Voilà, au contraire, une matière considérée autrefois comme un
principe immédiat azoté, qui, sans aucune préparation ni assaisonnement, n'excite ni répugnance ni dégoût, et qui seule nourrit parfaitement et pendant longtemps.

« Un célèbre chimiste anglais, le Dr Prout, s'appuyant sur ce fait
bien constant, que le lait suffit à lui seul pour constituer un excellent aliment, a pris sa composition pour type, et ramené la composition générale de la nourriture des animaux à la forme suivante :

« 1° Une matière azotée, caséum ;

« 2° Une matière grasse, beurre ;

« 3° Une matière non azotée, sucre de lait ;

« 4° Divers sels alcalins et terreux.

« Cependant le gluten nourrit à lui seul, quoique plus simple dans
sa composition que le lait ou les aliments qu'on calculerait d'après
la constitution de celui-ci. »

Si je voulais être le détracteur du gluten plutôt que son panégy-
riste, je pourrais reprocher à la commission de n'avoir pas pris
toutes les précautions que méritaient des expériences aussi intéressantes. Je tiens de bonne source que les expérimentateurs ne
se sont jamais enquis de la pureté de la substance qu'ils donnaient à leurs chiens, et qui contenait des matières étrangères en
assez grande quantité. Mais, si l'on songe que ces animaux ont été
soumis à l'expérience pendant plus de trois mois, il est facile
de se convaincre que, malgré l'impureté du gluten dont ils se nour-
rissaient, leur santé aurait souffert, leur embonpoint diminué, par

l'usage, si longtemps prolongé, d'un aliment dont la majeure partie était pour eux inusitée. Aussi j'attache peu d'importance à cette objection.

Puisque les animaux carnivores peuvent se nourrir avantageusement à l'aide d'une substance si simple, et qui semble contredire la loi générale qui rend impropre à la nutrition l'usage d'un seul aliment, comment peut-on expliquer que le gluten fournisse, à lui seul, tous les éléments nécessaires à l'entretien de la vie? Nous savons que le corps ne peut rester longtemps dans cet équilibre qui constitue la santé, qu'en ingérant des matières qui puissent subvenir principalement aux besoins de la respiration et de la nutrition. Pour l'exercice de la première de ces fonctions, la fécule, la graisse, le sucre, en un mot, tout aliment respirateur est indispensable ; et la seconde, beaucoup plus complexe, ne peut s'accomplir sans le secours des substances albuminoïdes, de l'eau, de certains sels, etc. Or, dans le gluten, qui, à lui seul, joue le rôle de toutes ces matières combinées, que trouvons-nous? Des principes azotés, la fibrine, la caséine végétale, qui entrent abondamment dans sa composition ; de la glutine, dont les propriétés nutritives sont encore peu connues, mais qui, d'après Orfila, est toujours accompagnée d'une certaine quantité de matières grasses, qu'on ne peut lui enlever que par l'éther ou l'alcool. Enfin, outre l'eau qui reste toujours dans le gluten lorsqu'on n'a pas le soin de le soumettre à une haute température, il y a une assez grande quantité de fécule inhérente, pour ainsi dire, aux fibres glutineuses dont il est difficile de la séparer par le lavage le mieux entendu. Il faudrait, pour cela, avoir recours à la saccharification par l'acide sulfurique, procédé dont on ne se sert point dans les grandes fabriques de gluten.

Le pain de gluten pourrait-il être substitué au pain ordinaire dans l'usage habituel de la vie? Je ne le crois pas. Le gluten panifié, quelque perfectionné qu'il soit, n'aura jamais un goût assez flatteur; et, outre l'inconvénient pécuniaire qui en est inséparable, j'en trouve un autre bien plus grand encore : c'est que la très-minime quantité de fécule et de graisse qu'il contient, lorsqu'il a été bien préparé, ne pourait fournir les matériaux nécessaires à la respiration des personnes qui auraient de nombreux et pénibles travaux à exécuter. Mais que des animaux, comme les chiens à expérience de la commission de la gélatine, dont les fonctions étaient rendues languissantes par le repos et la captivité auxquels on les avait condamnés, se soient bien trouvés de l'alimentation exclusive du gluten, cela se comprend; car le peu de dépenses que faisait leur organisme, dans ces circonstances exceptionnelles, étaient abondamment suppléées par les principes constituants de cette matière.

Pour rendre ces expériences sur l'alimentation plus utiles à l'homme, il eût fallu essayer sur lui ce qui n'a été fait que sur des chiens. On en serait probablement arrivé au résultat que fournit l'alimentation lactée, c'est-à-dire l'amaigrissement, la pâleur, et, à cause de la plus grande quantité de fibrine que renferme le gluten, la tonicité musculaire beaucoup mieux conservée. J'arrive à cette conclusion, un peu hypothétique, je l'avoue, par l'observation de quelques personnes qui, faisant un usage fréquent de cet aliment panifié, ont vu leur embonpoint diminuer, avec conservation, je dirai presque avec augmentation, de leur force musculaire. Quelques-unes m'ont affirmé qu'après s'en être nourries assez longtemps, elles étaient plus infatigables et susceptibles de fournir une marche beaucoup plus longue. Quelques cas d'obésité guéris par ce genre d'alimentation viennent encore corroborer mon assertion; mais ce que je dis ne pouvant se retrancher derrière le sceau de l'expérience, je n'ose le poser comme une loi, que la physiologie confirme d'ailleurs suffisamment. En effet, cette science nous apprend que les matières grasses déposées directement dans les mailles du tissu cellulaire sont, en quelque sorte, une réserve destinée à laisser accumuler les matières hydrocarbonées pour être brûlées, lorsque les aliments respirateurs seront insuffisants à l'entretien de la chaleur animale.

Il est évident que celui qui se nourrirait exclusivement de gluten introduirait dans son économie une substance très-pauvre relativement en principes respirateurs, et que sa calorification ne pourrait être complète si ces tissus graisseux ne lui venaient en aide; aussi le pain de gluten, dont l'animalisation a été utile à constater, trouvera-t-il son emploi plus naturel dans certaines conditions pathologiques que dans l'exercice de la vie ordinaire.

Après avoir démontré que le gluten peut entretenir la vie de certains animaux, je vais essayer de retracer les phénomènes qui accompagnent sa digestion et sa facilité plus ou moins grande à être digéré.

L'opinion paradoxale émise par M. Gannal, que le gluten passe inattaqué dans le tube digestif et se retrouve dans les selles; que ce gluten n'a d'autres usages que de retenir mécaniquement, en se gonflant, les autres éléments du pain, est en désaccord complet avec l'expérience. Quelques personnes, qui ont étudié théoriquement le gluten, au même point de vue, en sont arrivées aux mêmes conclusions que M. Gannal; peut-être s'étaient-elles laissé influencer par les idées de cet auteur. Leur opinion, entièrement fondée sur des raisonnements apparents, provenait de ce qu'elles pensaient que le gluten n'avait de propriétés nutritives qu'autant qu'il était ingéré dans l'état où il se trouve dans le blé qui le fournit, et qu'il les perdait dès qu'il avait été soumis aux diverses manipulations que nécessite son emploi. Pour elles, cet aliment ne jouait, dans le pain ordinaire, que le rôle passif d'un squelette fibreux, dans les alvéoles duquel était logée la fécule. Je suis à même de combattre cette opinion erronée par des expériences comparatives sur du gluten sec et humide, et de prouver qu'une fois ingérée dans l'estomac, cette substance y subit toutes les modifications que la digestion fait subir aux autres aliments, et que par conséquent son action n'est nullement passive.

M. Quevenne, auquel je suis heureux de pouvoir témoigner ici toute ma gratitude, a bien voulu mettre à ma disposition un chien à fistule gastrique, sur lequel j'ai pu étudier, heure par heure, toutes les phases de la digestion du gluten, et me prêter le secours de ses lumières dans l'étude chimique du résidu de cette élaboration stomacale. Je rapporterai seulement deux de mes expériences.

Première expérience, faite le 27 août 1853

(gluten sec).

Le chien (Chalybe) était à jeun depuis la veille au soir, et, après lui avoir retiré de l'estomac quelques traces d'un mucus épais, je lui donnai, à 7 heures du matin, une pâtée faite avec 68 grammes de pain de gluten contenant 1 pour 100 de farine et 150 grammes de bouillon gras. Il en mange environ les deux tiers avec répugnance, et le reste lui a été ingurgité de force pour le lui faire avaler.

A 8 heures, le pain, moyennement divisé, était mêlé d'une assez petite quantité de liquide exhalant une odeur aigrelette, tenant aussi un peu de celle du pain mâché. Cette masse, exprimée à travers un linge fin, a donné un liquide gris, blanchâtre, assez coulant. L'animal a mangé avec plaisir le résidu de cette expression.

A 9 heures, le pain, plus divisé, formait une masse plus homogène, humectée d'une assez grande quantité de liquide. Odeur plus aigrelette; celle du pain était moins marquée, et le liquide exprimé plus blanc et plus épais.

A 10 heures, bouillie claire, blanchâtre.

A 11 heures, bouillie plus fluide, pâte chymeuse; le liquide exprimé était plus foncé et plus épais.

A midi, il ne restait plus dans l'estomac, que j'ai vidé entièrement, que quelques grammes (16) de matière pulpeuse, mêlée avec une assez grande quantité de mucus.

La durée totale de la digestion a été de cinq heures.

10 grammes de chacun des cinq sucs mélangés, obtenus par l'ex-

pression, à chaque heure, et formant le poids total de 50 centigr.,
sont mis sur un filtre, qui laisse passer très-lentement un liquide
opalin.

Celui-ci, soumis à divers réactifs par M. Quevenne, a donné les
modifications suivantes : L'acide nitrique a fait naître un précipité
blanc, soluble dans un excès d'acide. La chaleur, poussée jusqu'à
l'ébullition, n'a pas sensiblement troublé sa limpidité ; par le bichlorure de mercure il s'est produit un trouble fort manifeste, qui a
pris bientôt un aspect laiteux. Une solution de tannin au dixième a
donné un précipité blanc caillebotté très-abondant ; enfin 1 gramme
de ce suc filtré, traité par 30 grammes de solution de carbonate de
soude fondue au cinquantième, pour le ramener à l'état neutre,
s'est fortement troublé, et a laissé précipiter des flocons blancs gri-
sâtres très-abondants.

Deuxième expérience, faite le 8 septembre 1853

(gluten frais).

A 6 heures du matin, après avoir vidé l'estomac du chien du mucus qu'il contenait, j'ai présenté à l'animal 204 grammes de gluten
frais, équivalant à 70^{gr},58 de gluten sec ; et, comme il n'en voulait
pas manger, on le lui a fait avaler de force, après l'avoir divisé en
gros fragments.

A 7 heures, les fragments de gluten, quoique encore entiers,
tendent à former une petite masse peu homogène, gluante, se
collant aux doigts, et baignée d'une petite quantité de liquide blanchâtre, à odeur de pâte ordinaire un peu acide. Par l'expression,
on obtient une fort petite quantité de liquide ; le chien avale forcé-
ment le résidu de cette opération.

A 8 heures, la pâte est plus liée, plus homogène et plus gluante,
grisâtre ; le suc est plus abondant, son odeur plus acide.

A 9 heures, le suc est très-abondant, la pâte plus fluide et plus
gluante.

A 10 heures, le suc, plus abondant, tient en suspension une moindre quantité de matières solides; il est grisâtre et plus épais après avoir été filtré.

A 11 heures, on a retiré de l'estomac environ 45 grammes de matières constituées par un liquide blanchâtre, mélangé de quelques fragments de gluten; la durée totale de la digestion a été de cinq heures, comme dans l'expérience précédente.

On a mélangé 15 grammes de chacun des sucs des trois dernières heures, 3 grammes de celui de la deuxième heure, et 50 centigr. de celui de la première; le tout a été mis sur un filtre, et le liquide obtenu avait un aspect plus opalin que celui des digestions de pain de gluten.

Soumis aux mêmes réactifs, il a donné les modifications suivantes :

Son opalinité a été un peu augmentée par l'ébullition; l'acide nitrique a produit un précipité abondant, se redissolvant à peu près complétement dans un excès d'acide, et donnant lieu à une solution jaune-paille, comme dans les autres digestions.

Des flocons blancs, caillebottés, fort abondants, se sont formés par le bichlorure de mercure.

Quelques gouttes d'une solution de tannin au dixième en ont précipité des flocons blancs, caillebottés, abondants. 1 gramme de ce liquide, traité par 31 centigrammes de bicarbonate de soude fondue, se trouble abondamment, et le degré d'acidité est le même que dans l'expérience précédente.

Si les physiologistes qui prétendent que le gluten passe inattaqué dans l'estomac lisent mes observations, ils pourront se convaincre encore une fois de l'erreur de leur assertion; non-seulement le gluten sec et le gluten humide sont également bien modifiés par le suc gastrique qui les transforme en une matière absorbable, mais ils présentent encore les mêmes phénomènes dans leur élaboration.

Eu comparant maintenant les digestions du gluten et de la fibrine animale, nous allons trouver à ces deux substances une analogie tellement frappante, qu'elle constituera une preuve de plus en faveur de leur identité.

M. Blondlot, après avoir filtré le liquide obtenu dans l'estomac de son chien, à la fin d'une digestion de fibrine, le soumit aux réactifs propres à déceler s'il tenait en dissolution cette substance ou quelque autre matière analogue. Or il n'y eut point de trouble par l'ébullition ; il précipita en blanc, par l'acide nitrique, le deutochlorure, et surtout par l'infusion la noix de galle : d'où cet auteur conclut qu'une petite quantité de fibrine avait été dissoute par l'acide qui domine dans le suc gastrique.

Les résultats que j'ai signalés dans mes expériences ne sont pas différents, à l'ébullition près qui fit coucher le liquide, de ceux qu'a obtenus M. Blondlot dans la digestion de la fibrine retirée du sang. Comme à lui, le deutochlorure de mercure, le tannin, l'acide nitrique, m'ont donné le précipité caractéristique des substances albuminoïdes soumises à ces réactifs.

Désirant connaître les rapports qui pouvaient exister, au point de vue de leur digestibilité, entre certains aliments, tels que la viande cuite, le pain ordinaire, etc., d'une part, et le pain de gluten de l'autre, je voulais faire, sur le même chien de la Charité, des expériences comparatives; mais M. Quevenne, qui a beaucoup étudié ce point de la physiologie, voulut bien m'en dispenser en me communiquant quelques-uns des résultats qu'il avait obtenus. Pour que la relation fût exacte, il fallait que les diverses matières expérimentées fussent livrées à des estomacs dont la force de digestibilité fût la même, car tous les ventricules ne digèrent pas avec une égale facilité les mêmes aliments. Cette cause d'erreur était évitée : le chien qui avait servi à mes expériences était aussi celui qui avait donné à M. Quevenne les résultats que je vais transcrire; de plus, ces diverses substances avaient été ingérées par l'animal en égale quantité, et réduites à l'état sec.

M. Quevenne a fait digérer à son chien, une fois, 69 gr. 70 cent. de bœuf bouilli : après cinq heures de travail, la digestion fut terminée ; une autre fois, 70 grammes de pain ordinaire, 2ᵉ qualité, furent digérés également en cinq heures ; et des 68 grammes de pain de gluten que je lui fis manger le 27 août, la digestion en fut terminée après cinq heures. On voit donc que, sous le rapport de la durée, et à poids égal, ces trois substances sont également digestibles. L'acidité du suc gastrique fut plus prononcée avec la viande et le pain de gluten qu'avec le pain ordinaire, et différa peu dans les deux premiers cas.

Ainsi la moyenne d'acidité de

Deux digestions avec viande a été de....	2,90	
— — pain de gluten....	3,05	
— — pain ordinaire....	2,45 (1)	

L'abondance du précipité formé, par suite de la saturation du suc gastrique, dans l'expérience précédente, offre encore des variétés. Avec le pain seul, c'est à peine si le liquide se trouble dans le premier moment, et le lendemain, on trouve simplement quelques flocons séparés ; avec la viande, il y a des flocons très-visibles dès le premier moment, et le lendemain, un précipité assez abondant ; avec le pain de gluten, le liquide se trouble très-fortement par le fait même de la saturation, et il se produit aussitôt des flocons plus abondants encore que dans le second cas. Ici encore, grande analogie par la réaction alcaline entre les deux aliments fibrineux, qui diffèrent essentiellement du pain ordinaire. J'ajoute une grande importance à la relation que je viens d'établir entre le bœuf, le pain ordinaire et le pain de gluten, surtout quant à la durée de leur digestion ; cela me permettra, lorsque je traiterai de la thérapeutique du gluten, d'en faire ressortir les conséquences.

---

(1) Ces chiffres indiquent la quantité de solution de carbonate de soude fondue au ¹⁄₅₀, qu'il a fallu pour saturer 10 grammes de suc gastrique.

Rôle du gluten dans l'alimentation des herbivores.

Les expériences si intéressantes de la commission de la gélatine, prouvant que les carnivores vivent longtemps avec l'alimentation exclusive du gluten, m'ont inspiré l'idée de rechercher si un pareil résultat ne pouvait pas être obtenu chez les herbivores, et quelles seraient les modifications apportées dans leurs organes digestifs.

Le lapin, qui semble être né pour servir de victime à la science, s'est offert tout naturellement pour satisfaire ma curiosité. J'ai mis un de ces herbivores, qui avait déjà eu occasion de se plaindre de ma cruauté, dans une cage de verre, zinguée, afin de pouvoir recueillir ses excréments, que je voulais faire analyser. Cet animal mangeait presque avec voracité le pain de gluten que je lui donnais, et quelque grand que fût son appétit, il ne tarda pas à maigrir. Au moment de sa mort, qui eut lieu le trente-cinquième jour de son entrée en cage, il était entièrement émacié, et réduit presque à l'état d'un squelette recouvert de ses téguments. Le garçon de pharmacie de l'Hôtel-Dieu, à qui il était confié, le jeta sans me prévenir. Grand fut mon regret de n'avoir pu en faire l'autopsie et constater l'état de ses organes.

Le 9 novembre suivant, j'ai soumis un lapin du poids de 2 kilogr. au même régime que le précédent ; il n'a vécu que vingt et un jours. L'autopsie m'a révélé les modifications suivantes : son poids était réduit à 1305 grammes ; ses organes, parfaitement sains, ne présentaient point la moindre trace de graisse. La masse intestinale, fortement rétractée et pelotonnée, occupait dans l'abdomen un espace peu considérable ; l'intestin avait 3^{m}06 de longueur ; le gros intestin, 1^{m}31, et l'appendice iléo-cœcal, 0^{m}45.

L'estomac, revenu sur lui-même, contenait une assez grande quantité de matière chymeuse, semblable à du pain mâché et délayé ; la muqueuse, fortement plissée, était recouverte d'un mucus grisâtre, au-dessous duquel il était facile d'apercevoir un pointillé rouge très-menu.

L'intestin grêle rétracté présentait à peu près la grosseur d'une corde de 0^m025 de diamètre. Il contenait une matière filante, grisâtre, dont la quantité allait décroissant vers l'extrémité inférieure; sa circonférence, mesurée sur différents points de son étendue, variait entre 0^m015 et 0^m02. Le gros intestin, plus large, présentait près de l'anus une circonférence de 0^m035, et contenait des matières fécales peu abondantes, dures, ayant la forme de très-petites boules. Le diverticulum cœcal, rempli d'une grande quantité de matières verdâtres diffluentes, avait 0^m06 de circonférence.

Pour mieux apprécier les changements apportés par l'alimentation du gluten dans les organes de cet animal, j'ai dû en sacrifier un autre nourri en liberté. La masse intestinale de celui-ci était plus volumineuse et point rétractée; un épiploon épais et graisseux la couvrait en avant, et ses circonvolutions étaient unies par une assez grande quantité de graisse. Elle contenait des matières alimentaires en abondance, l'estomac surtout en était distendu. La longueur de l'intestin grêle, mesurée du pylore au cœcum, était de 3^m35, et la moyenne de sa circonférence de 0^m03. Le gros intestin avait 1^m33 de long et en moyenne 0^m4 de circonférence. L'appendice iléo-cœcal avait une étendue de 0^m55, et sa circonférence de 0^m10; il était distendu par une grande quantité de fécès.

Les caractères différentiels de ces deux autopsies, outre la maigreur considérable du premier lapin, peuvent se résumer en disant que le tube digestif de celui qui avait été soumis au régime du gluten était moins long et moins large, leur taille étant à peu près la même.

Sous le rapport des sécrétions, les modifications observées ne sont pas moins curieuses. L'urine de l'animal nourri au gluten, recueillie avec soin, a présenté une réaction acide au papier de tournesol, tandis que celle du lapin nourri en liberté est alcaline. Son analyse, faite par M. le professeur Bouchardat, a donné les résultats suivants:

Examen comparatif de l'urine d'un lapin nourri avec des carottes avec celle d'un lapin nourri avec du pain de gluten.

« J'ai examiné comparativement l'urine d'un lapin soumis au régime du pain de gluten et celle d'un autre lapin, de poids égal, nourri avec des carottes.

« Par rapport à la quantité, le lapin nourri avec les carottes a été en moyenne dans les vingt-quatre heures, de 46 centilitres ; le lapin nourri avec le pain de gluten en rendait à peine 15 centilitres.

« L'urine du lapin nourri de carottes est alcaline, celle du lapin nourri au pain de gluten est acide. La densité de la première a été en *maxima* de 1015 à + 10°, et en *minima* de 1010. Celle du lapin nourri au pain de gluten était de 1037 ; additionnée d'acide azotique, elle se prend en masse par la formation de l'azotate d'urée.

« Voici la composition de cette urine pour 1,000 parties.

Eau	928
Urée	38
Acide urique	traces.
Extrait de sels	34

« Cette urine peut être prise pour celle d'un carnivore : réaction acide, densité élevée, forte proportion d'urée, absence presque complète d'acide urique. »

ACTION THÉRAPEUTIQUE DU GLUTEN.

Toutes les vertus thérapeutiques du gluten, pour les gens du monde, comme pour la plupart des médecins, se réduisent à peu près aux bénéfices qu'il procure aux glucosuriques. Cette maladie, contre laquelle on l'a vanté presque exclusivement, n'est pas la seule qui puisse je ne dirai pas être guérie, mais améliorée, par le régime glutineux bien entendu.

Le passage suivant, emprunté au traité de M. Bouchardat sur la glucosurie, donnera une idée de l'importance de ce principe et des circonstances nombreuses qui réclament son emploi.

« La principale application du pain de gluten est contre la glucosurie. J'ajouterai que je le regarde comme un aliment très-nourrissant, qui convient aux personnes affaiblies soit par l'âge, soit par des privations, soit par de longues maladies. Je le regarde encore comme infiniment utile aux malades qui sont atteints de cette disposition de l'estomac qu'on nomme soit dyspepsie, soit gastralgie, où les aliments sucrés et quelquefois aussi les aliments féculents sont acidifiés très-rapidement dans l'estomac, et qui, par ce fait physiologique exagéré, causent des douleurs souvent très-vives et entravent la marche de la digestion ; il est aussi utile lorsqu'il existe une maladie organique du pancréas ou un dérangement dans les fonctions intestinales, sans que l'appétit en souffre. »

La connaissance de l'histoire chimique et physiologique du gluten nous donne la clef de son mode d'action et nous montre tout de suite que, s'il doit réclamer une place en thérapeutique, ce n'est que par ses propriétés alimentaires, qui trouveront leur utilité dans le traitement de nombreuses affections.

Depuis les travaux de M. le professeur Bouchardat, qui a fait ressortir l'évidente efficacité du principe glutineux des céréales dans le diabète sucré, tous les médecins l'ont employé, en le substituant à l'usage du pain ordinaire et des féculents. Les résultats qu'il a produits eussent été plus heureux, si la plupart de ceux qui l'indiquaient n'en avaient fait une sorte de spécifique devant lequel cette maladie devait disparaître, et s'ils avaient mieux compris que le pain de gluten agissait seulement comme adjuvant des nombreuses conditions qui doivent contribuer à sa guérison. M. Bouchardat dit lui-même qu'il a recherché uniquement un aliment qui pourrait remplacer le pain sans avoir ses inconvénients, et non un remède de la glucosurie.

Il faut, pour guérir les diabétiques, bien autre chose que le pain de gluten. Le régime varié, les alcalins, les travaux au grand air et dans la campagne, des vêtements appropriés, et d'autres conditions qu'il n'entre pas dans mon sujet de développer, ne sont pas d'une moindre importance. J'ai eu, il n'y a pas longtemps, une nouvelle occasion de confirmer cette loi, par des malades dont je comptais reproduire ici l'observation, et qui ne sont pas guéris, parce que, loin de ces conditions, et quoique faisant un usage exclusif du gluten, ils sont enfermés dans les hôpitaux, où leur inaction rend la combustion du sucre tout à fait insuffisante à éliminer ce produit pour le replacer dans ses rapports physiologiques.

J'ai appris, l'été dernier, d'un médecin affecté de diabète sucré, que la soif et le sucre dans ses urines reparaissaient aussitôt qu'il se privait des fatigues de la chasse et qu'il se soustrayait à des vêtements qui excitaient chez lui une abondante transpiration.

Les nombreuses observations que M. Bouchardat a rapportées prouvent de reste l'utilité du gluten dans cette maladie; aussi ne m'y arrêterai-je plus longtemps, car je ne pourrais que transcrire les idées du savant professeur, dont tout le monde a su apprécier la justesse.

Il est une série de maladies nombreuses, dont un des symptômes les plus importants consiste dans la difficulté de la digestion stomacale, et qui doivent nécessairement se bien trouver de l'alimentation du gluten : les dyspepsies, les gastrites, les gastralgies, par exemple, qui donnent, les unes, par un reste d'inflammation mal éteinte, les autres, par une sensibilité excessive de la muqueuse au contact des matières alimentaires, des digestions pénibles, douloureuses, difficiles, et qui ne peuvent le plus souvent s'accomplir sans rejeter au dehors la majeure partie des substances introduites. Il n'est pas rare de voir de longues maladies laisser à leur suite une atonie et une débilité si considérables du tube digestif, qu'elles ne permettent pas à l'estomac de mener à bonne fin la transformation de la très-minime quantité d'aliments qui ont été ingérés. Cette intolérance

du ventricule entre, je crois, pour une bonne part dans les convalescences longues et pénibles, qui font longtemps attendre le retour de
la santé, et qui sont quelquefois, par des régimes mal combinés et
imprudemment conseillés, la cause de récidives trop souvent mor-
telles. Que donner, en effet, à un malade qui sent renaître un sem-
blant d'appétit, qui croit pouvoir manger, mais qui, dès l'ingestion
de l'aliment, est très-souvent pris d'indigestion, de lourdeur épigas-
trique, quelquefois difficiles à dissiper? Qui n'a vu aussi des convalescents de fièvre typhoïde user, sans restriction, d'aliments qui, par
les gaz auxquels ils donnaient lieu dans le tube digestif, occasion-
naient des accidents graves et des perforations intestinales dont la
mort est une fin presque inévitable?

C'est dans ces circonstances que le médecin se trouve embarrassé
pour le choix de l'aliment et la solution du problème que l'on doit
toujours se poser devant un malade dont la débilité l'expose à de
nouveaux dangers, et qui consiste à introduire dans le tube digestif,
sous le moindre volume possible, un aliment le plus réparateur possible. Je crois que, dans des cas semblables, le pain de gluten et ses
autres formes sont destinés à rendre de grands services à la médecine. J'ai peu appris de l'expérience; les conditions d'élève dans lesquelles je me trouvais ne m'ont point permis d'étudier moi-même ce
que j'aimerai à confirmer plus tard; je ne puis me fonder ici que
sur la logique, que je laisse le soin à l'observation de contrôler, et
sur quelques jalons disséminés çà et là dans les auteurs qui ont traité
de la fibrine végétale dans ses applications.

Comme c'est en alimentant que le gluten doit agir dans la curation des maladies, je vais essayer d'établir dans quelle proportion il
entre dans le pain que nous mangeons, et le faible rôle qui lui est
dévolu dans ces conditions ordinaires; on pourra mieux saisir son
importance dans les cas qui en réclameront l'usage. Lorsque j'ai
étudié comparativement la digestibilité du bœuf bouilli, du pain de
gluten et du pain ordinaire, pris en quantité égale, 70 grammes de
chaque environ, j'ai trouvé que ces trois substances étaient digérées

dans un espace de temps qui était le même pour toutes, les autres phases de ce phénomène ne variant pas. Si nous cherchons maintenant à connaître la quantité de gluten que renfermait le pain ordinaire, nous verrons que le chien a mis autant de temps pour élaborer une quantité de substance nutritive infiniment moindre que les 79 grammes de gluten ; car, en élevant à 19 grammes la proportion de ce principe contenu dans 1 kilogramme de pain ordinaire, une simple règle de trois nous indiquera que les 78 grammes de cette substance digérée par l'animal renferment seulement 1^{gr},33 de l'élément glutineux. Pour tirer de ce fait particulier une conclusion plus générale, et en admettant qu'un individu mange 1 kilogramme de pain, nous verrons mieux la différence qui existe entre la matière élaborée et celle qui est vraiment utile ; car, dans 1 kilogramme de pain, qui offre un volume si considérable, il n'entre que 19 grammes de gluten. Tel est le puissant effort qu'est obligé de faire l'estomac pour rendre absorbable une quantité si minime de matière vraiment alimentaire.

En appliquant ces données au traitement de certaines maladies et aux convalescences, il est aisé de voir l'avantage qui résultera de servir au malade du pain de gluten léger, facile à digérer, au lieu de pain ordinaire, qui, à poids égal, ne sera pas plus tôt digéré, et profitera moins à son économie, car il faudrait, pour lui faire absorber une quantité voulue de gluten, lui en donner une de pain ordinaire 58 fois plus forte. Le bénéfice de cet aliment, dans des conditions semblables, est à mes yeux si évident, que je n'hésiterai jamais de le conseiller, et si du moins je ne puis le substituer entièrement à l'autre, j'augmenterai, en le faisant entrer pour une partie dans l'alimentation du malade, l'agrément et l'utilité d'une digestion rendue ainsi moins pénible.

Dans le cas où l'on se propose de relever les forces du malade, dans les maladies des enfants surtout, où il est si difficile de leur faire prendre une alimentation solide, le pain de gluten peut être avantageusement suppléé par le gluten granulé, par la semoule de gluten, et par des décoctions faites avec ce principe.

M. Chevallier, dans un rapport à l'Académie de médecine, dit que M. Beaudelocque a fait préparer, dans son hôpital, des potages avec le gluten, qu'il les a goûtés ainsi que les élèves de son service, qu'ils ont été trouvés très-bons, que les enfants convalescents les ont mangés avec un grand plaisir; que plusieurs de ses malades, qui rendaient parfois des potages à la semoule et au vermicelle, ont digéré le potage au gluten et ne l'ont pas rendu.

M. Bricheteau dit aussi : «J'ai employé, dans mon service, plusieurs kilogr. de gluten granulé soit en potages maigres, soit en potages gras ; ces potages sont très-agréables aux malades, ils les digèrent parfaitement bien ; ils ont bien réussi sur plusieurs convalescents de fièvre typhoïde ; ils paraissent restaurer les malades et concourir rapidement au rétablissement de leurs forces. Un malade atteint d'une affection organique de l'estomac, et chez lequel il ne passait que des parcelles d'aliments, s'est généralement bien trouvé du potage au gluten. Le gluten granulé s'associe très-bien au lait, association qui fournit un aliment doublement restaurant. »

Les observations de ces deux praticiens justement estimés doivent être prises en considération, car elles sont le résultat d'expériences faites sur un grand nombre de malades.

La forme tisane a été aussi employée avec succès ; car on lit dans le *Traité de thérapeutique* de M. Bouchardat les lignes suivantes, que je lui ai empruntées : «J'ai souvent prescrit, comme tisane d'une animalisation facile et très-restaurante, une décoction de gluten, 50 grammes dans 1 litre d'eau ; je l'ai employée avec succès dans les convalescences d'affections graves, le choléra, la fièvre typhoïde. »

La facilité que possède le gluten à être digéré le rend surtout précieux dans certains cas où le malade, relevant de longue maladie, a ses organes déshabitués et comme étrangers aux fonctions qu'ils doivent accomplir; et alors qu'il est souvent impossible de faire supporter à l'estomac le plus léger aliment, le pain de gluten est parfaitement toléré et semble remettre l'organe paresseux et rebelle dans la voie toute naturelle qu'il doit suivre désormais. Je vais citer deux faits qui prouveront la vérité de cette assertion et l'utilité de cette matière dans de pareilles circonstances : Au mois d'août dernier, la mère Sainte-C..., religieuse à l'hôpital de la Charité, fut traitée et guérie, par M. le professeur Cruveilhier, d'une dysenterie fort grave. Lorsqu'elle voulut essayer de prendre quelque nourriture, toute espèce d'aliment fut rejetée, des parcelles de pain, quelques cuillerées d'un potage léger, rien, en un mot, ne pouvait vaincre l'intolérance de son estomac, toujours indocile. De la semoule au gluten, de M. Durand, lui fut donnée par la mère qui la soignait, et, à sa grande surprise, elle ne fut plus sujette aux vomissements, qui ne manquaient pas de survenir par l'ingestion des autres aliments. La semoule fut continuée quelques jours, et bientôt la mère Sainte-C... put de nouveau faire usage des substances qu'elle avait l'habitude de manger.

M. le Dr Caubet, qui a fait usage du gluten dans une longue et pénible maladie, a bien voulu m'envoyer une note sur les bienfaits qu'il en a retirés. «Lorsque, dit ce praticien, mon estomac ne pouvait digérer aucune autre nourriture que du bouillon, j'y ai ajouté du pain de gluten ; je l'ai digéré aussi facilement que si je n'eusse pris que du bouillon simplement. J'en ai continué l'usage, et aujourd'hui je supporte la soupe faite avec du pain ordinaire. »

Je conseillerai également le gluten dans les gastrites chroniques, les gastralgies surtout, dans lesquelles l'estomac semble céder à mille caprices et rejeter, dans certains cas, toute espèce d'aliments, pour peu que leur poids l'incommode ; et, s'il était lui-même éliminé, au moins la petite quantité qui resterait serait-elle destinée à un meilleur résultat que toute autre substance. Ne pourrait-on pas prévenir ainsi les débilités chlorotiques, qui, toutes ou à peu près, ont leur origine dans les troubles divers de cet organe, qui, ne pré-

parant pas au fluide nutritif des matériaux en assez grande abondance pour le reconstituer, l'oblige à ne plus fournir aux centres
nerveux l'excitation nécessaire à l'accomplissement de ses fonctions. De là naissent de nombreux phénomènes, dont on ne peut
venir à bout qu'en détruisant la véritable cause à l'aide des ferru-
gineux et des toniques.

Certaines personnes ne peuvent ingérer une légère quantité de
féculents sans éprouver après leur repas des douleurs gastriques,
des coliques souvent intenses, accompagnées du ballonnement de
l'abdomen, et dues à la production des gaz dans le tube digestif.
L'usage du gluten prévient ces inconvénients, pour ne donner que
celui d'une sensation de vacuité et de légèreté épigastriques, qui font
souvent croire au malade de n'avoir pas mangé suffisamment. Des
faits de ce genre m'ont été rapportés en assez grand nombre pour
n'avoir pas besoin d'invoquer la raison dans l'admission d'un pareil
résultat, et pour engager les personnes prédisposées à ces ballonne-
ments à les combattre par l'usage de cet aliment.

Taddeï a signalé le gluten comme un antidote du sublimé cor-
rosif; il a indiqué aussi comme un excellent antisyphilitique un
composé glutineux mercuriel dans lequel le sublimé, ramené à
l'état de protochlorure, conserve cependant les propriétés du per-
chlorure, tout en ne produisant que rarement la salivation et la
diarrhée.

J'ai fait longtemps usage du pain de gluten, que je substituais au
pain ordinaire et aux féculents; j'ai pu me convaincre, comme l'a
fait observer M. le D\ Caubet, que les résidus des digestions étaient
fort rares, et que les selles, dans le petit nombre de cas où elles
se sont montrées, étaient d'un très-petit volume et peu abondantes.
On pourrait tirer parti de cette propriété de l'aliment végétal dans
certaines maladies chirurgicales, où la défécation est, pour le malade, un moment appréhendé de pénibles souffrances et souvent de
tortures inouïes; uni aux divers palliatifs usités, il contribuerait

sans doute à la cure radicale, en épargnant au malade l'horreur du bistouri.

Je me bornerai à ce court aperçu de l'action thérapeutique du gluten, que j'aurais pu étendre bien davantage ; mais, voulant rester autant que possible dans le champ de l'observation, je n'ai pu indiquer que les principaux avantages de ce principe. Les hypothèses que j'ai émises, et qui ont pour elles l'analogie et la vraisemblance, trouveront, je l'espère, leur entière confirmation dans l'avenir.

Je me permettrai cependant de dire encore un mot de l'utilité du gluten dans l'hygiène privée. Sa qualité de substance éminemment nutritive doit engager les praticiens à en conseiller l'usage aux personnes dont la santé chancelante les tient longtemps dans un état de faiblesse et d'atonie, qui finissent par se transformer en maladies dont la chronicité se termine le plus souvent par une fin déplorable.

L'absence à peu près complète de fécule dans le pain de gluten lui indique un emploi tout aussi naturel chez les personnes prédisposées à l'embonpoint et à l'obésité ; nous savons que lorsqu'un individu n'absorbe pas de féculents pour fournir à sa calorification, les matières grasses de son organisme les suppléent. Telle est l'analogie qui parle en faveur de cet aliment, dans des circonstances où des faits assez nombreux nous permettent de confirmer son efficacité.

Les enfants de tout âge, et principalement ceux de la première période, qui se trouvent dans certains états pathologiques dépendant soit de la mère, soit de leur organisation, pourront trouver aussi un bénéfice incontestable dans l'usage des potages glutineux, qui, dans certains cas, devront remplacer ou aider l'alimentation lactée dans la régénération de leurs forces, si utiles à conserver.

La vieillesse elle-même, et surtout la vieillesse débile traînée péniblement vers une fin prochaine, trouvera dans la propriété si nutritive du gluten de quoi suppléer aux élaborations imparfaites des organes, qui, tous les jours, perdent, par leur désorganisation graduelle, cette précision mystérieuse qui existe dans un âge moins avancé.